DU
TRAITEMENT CHIRURGICAL

DANS LES

AFFECTIONS NON NÉOPLASIQUES

DES ANNEXES DE L'UTÉRUS

PAR LE

DOCTEUR LERICHE

(DE NICE)

LAURÉAT DE LA FACULTÉ DE PARIS, ANCIEN INTERNE DES HOPITAUX
ET ANCIEN PROSECTEUR A L'ÉCOLE DE LYON
EX-MÉDECIN ET CHIRURGIEN EN CHEF DE L'ASILE DÉPARTEMENTAL DE SAÔNE-ET-LOIRE
LAURÉAT (MÉDAILLES D'OR) DES SOCIÉTÉS DE MÉDECINE
DE TOULOUSE ET D'ANVERS
MEMBRE CORRESPONDANT DE LA SOCIÉTÉ MÉDICO-PRATIQUE DE PARIS
DE LA SOCIÉTÉ NATIONALE DE MÉDECINE
ET DE LA SOCIÉTÉ DES SCIENCES MÉDICALES DE LYON
MEMBRE DE L'ACADÉMIE DE MACON
DE LA SOCIÉTÉ DE MÉDECINE ET DE CLIMATOLOGIE DE NICE
DE LA SOCIÉTÉ DES LETTRES
SCIENCES ET ARTS DES ALPES-MARITIMES, ETC.

Lecture faite à la Société de Médecine et de Climatologie de Nice

NOVEMBRE 1891

NICE
IMPRIMERIE V.-EUG. GAUTHIER & Cᵉ
27, Avenue de la Gare, 27

1892

DU
TRAITEMENT CHIRURGICAL

DANS LES

AFFECTIONS NON NÉOPLASIQUES

DES ANNEXES DE L'UTÉRUS

PAR LE

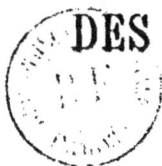

Docteur LERICHE
(DE NICE)

LAURÉAT DE LA FACULTÉ DE PARIS, ANCIEN INTERNE DES HOPITAUX
ET ANCIEN PROSECTEUR A L'ÉCOLE DE LYON
EX-MÉDECIN ET CHIRURGIEN EN CHEF DE L'ASILE DÉPARTEMENTAL DE SAÔNE-ET-LOIRE
LAURÉAT (MÉDAILLES D'OR) DES SOCIÉTÉS DE MÉDECINE
DE TOULOUSE ET D'ANVERS
MEMBRE CORRESPONDANT DE LA SOCIÉTÉ MÉDICO-PRATIQUE DE PARIS
DE LA SOCIÉTÉ NATIONALE DE MÉDECINE
ET DE LA SOCIÉTÉ DES SCIENCES MÉDICALES DE LYON
MEMBRE DE L'ACADÉMIE DE MACON
DE LA SOCIÉTÉ DE MÉDECINE ET DE CLIMATOLOGIE DE NICE
DE LA SOCIÉTÉ DES LETTRES
SCIENCES ET ARTS DES ALPES-MARITIMES, ETC.

Lecture faite à la Société de Médecine et de Climatologie de Nice
NOVEMBRE 1891

NICE
IMPRIMERIE V.-EUG. GAUTHIER & Cⁱᵉ
27, Avenue de la Gare, 27
1892

PRINCIPAUX OUVRAGES DU MÊME AUTEUR

EFFETS VARIÉS DES TRAUMATISMES DU RACHIS. Lyon, 1870.

NOTE SUR L'OSSIFICATION DE LA VOUTE DU CRANE. Lyon, 1871.

DU SPINA-BIFIDA CRANIEN (thèse couronnée par la Faculté de Paris). Paris, Delahaye, éditeur, 1871.

QUELQUES EXPÉRIENCES A PROPOS DES PIEDS-BOTS. Lyon, 1872.

LA SUPPURATION. Paris, Savy, éditeur, 1872.

NOTE SUR QUELQUES POINTS DE TÉRATOLOGIE. Congrès de l'Association française pour l'avancement des Sciences. Lyon, 1873.

SAIGNÉES ET TONIQUES. Mémoire couronné par la Société de médecine, chirurgie et pharmacie de Toulouse (médaille d'or), 1878.

DES DOCTRINES PANSPERMISTES. (Prix Naudin), Toulouse, 1881.

DU RÔLE DES GERMES DANS LA PATHOLOGIE. Mémoire couronné par la Société de médecine d'Anvers (médaille d'or), 1881.

ETUDE NOUVELLE SUR LA PÉRINÉORRAPHIE. Paris, Steinheil édit., 1881.

DE L'EMPLOI DE L'ASPIRATEUR DANS LES COXALGIES SUPPURÉES. Congrès français de chirurgie, Paris, 1885.

TUMEUR COCCYGIENNE COMPLEXE. OPÉRATION. Congrès français de chirurgie, Paris, 1886.

TRIPLE FISTULE INTESTINALE CONSÉCUTIVE A L'ABLATION D'UNE TUMEUR COCCYGIENNE. OPÉRATION. Journal de Médecine de Paris, mars 1888.

OBSERVATIONS ET RÉFLEXIONS PRATIQUES SUR L'OVARIOTOMIE. Paris, Berthier, éditeur, 1891.

CONTRIBUTION AUX INDICATIONS COMPARÉES DE LA GALVANISATION ET DE L'HYSTÉRECTOMIE. Congrès français de chirurgie, Paris, 1891.

SUR LE TRAITEMENT DES ÉPILEPTIQUES. Congrès de médecine mentale, Lyon, 1891.

DU TRAITEMENT CHIRURGICAL

DANS LES

AFFECTIONS NON NÉOPLASIQUES

DES ANNEXES DE L'UTÉRUS

Théories et Méthodes. Résultats opératoires et physiologiques.

———————

Le Congrès français de Chirurgie avait mis, cette année, au nombre des questions de son programme, l'étude des *Résultats éloignés de l'ablation des annexes de l'utérus, dans les affections non néoplasiques de ces organes.*

C'est chose si fréquente que l'altération des annexes utérines, que tout praticien peut s'intéresser à la discussion. Je vous demanderai donc d'examiner, avec les méthodes de traitement proposées, les données cliniques sur lesquelles elles s'appuient ; pour abréger cette revue, je n'entrerai pas dans le détail des procédés, mais je m'étendrai quelque peu sur les résultats opératoires et physiologiques.

Depuis quelques années, en étudiant de plus près les maladies des organes pelviens, on était arrivé à modifier les notions un peu vagues adoptées depuis Bernutz et Goupil sur le *phlegmon du ligament large.* Tout en conservant cette appellation pour certaines inflammations du tissu cellulaire para-utérin, parties d'une lésion utérine et attribuables à la propagation par voie lymphatique, on a reconnu la fréquence des inflammations des trompes, envahies par l'extension d'une infection catarrhale, puerpérale ou blennorragique de l'utérus, qu'elles transmettent elles-mêmes aux ovaires ou sèment dans les ligaments larges. On a constaté de plus que l'ovaire et la trompe pouvaient être le siège d'une dégénérescence scléro-cystique, cause autrefois méconnue de douleurs abdominales qu'on disait névralgiques; qu'enfin il pouvait y avoir simultanéité de ces lésions avec des péritonites plus ou moins étendues, de gravité variable, depuis les adhérences discrètes qui établissent des tiraillements douloureux autour de l'utérus, des trompes, des ovaires, des intestins, jusqu'aux phlegmons englobant tous les organes dans une gangue inextricable de néomembranes, et formant, au-dessus de poches purulentes simples ou multiples, un plastron scléreux plus ou moins épais.

Sans doute il n'y a pas lieu d'extirper les annexes utérines chaque fois qu'elles sont malades; on n'y sera même conduit que d'une façon relativement rare, étant donnés : 1° la quantité d'ovarites et de salpingites qui se résolvent par des moyens peu ou pas sanglants (repos, révulsion, traitements topiques de l'endométrite, curage et dilatation de la matrice); 2° le nombre assez grand de collections à poche unique (séreuses, sanguines ou purulentes) qu'on peut guérir par de simples ponctions ou incisions vaginales ou abdominales(1). Mais lorsqu'il faudra, devant l'intensité des souffrances ou les progrès de l'infection, intervenir d'une façon plus radicale et choisir une voie d'exérèse, on pourra se voir assaillir par de pénibles incertitudes du moment que deux méthodes diamétralement opposées ont été défendues, avec une ardeur égale, par deux camps où les champions sont également habiles à manier la parole ou les instruments : je veux parler de la *laparotomie* et de l'*hystérectomie vaginale*.

La laparotomie, la première en date, a été mise en honneur pour ces affections, en Angleterre, par Lawson Tait, comme extension de sa méthode de castration dans les myômes utérins. Prônée d'abord chez nous par M. Terrillon en 1887 et 1888, elle avait été adoptée par la plupart des opérateurs. MM. Pozzi, Bouilly, Richelot, Segond, L. Championnière, Ledentu, Routier, et nombre d'autres chirurgiens de Paris et d'ailleurs, avaient réuni d'imposantes séries de succès; on croyait tenir, dans l'ablation ou le drainage par la laparotomie, la meilleure opération applica-

(1) Cf. : Laroyenne, *in* Thèse de Ed. Blanc. Lyon 1887 ;
  Bouilly, Soc. de Chir., 2 Juillet 1890 ;
  P. Reclus. *De la Pelvi-péritonite aiguë et de son traitement*,
  Congrès de Chirurgie, 1891.

ble aux lésions des annexes, quand parut, en juillet 1890 (1), une leçon clinique de M. Péan *sur le traitement des suppurations d'origine utérine ayant pour siège l'utérus et ses annexes.* Résumant ses travaux depuis 1888 et s'appuyant sur une cinquantaine d'observations, il proclamait, pour ces affections, la supériorité de l'hystérectomie vaginale, avec ou sans ablation des annexes, sur la laparotomie.

Ces idées, reproduites peu après devant le Congrès de Berlin, reposaient sur deux données dont la logique parait tout d'abord indéniable: s'il est admis que l'utérus est le foyer d'où part l'infection, il faut avant tout supprimer cet organe pour tarir la source infectieuse ; en outre, on ne saurait donner au drainage une meilleure direction que la large voie ouverte dans le vagin par l'ablation de l'utérus, et cela sans détruire la voûte protectrice que les adhérences ont établie au-dessus des foyers pour les séparer des intestins et de la grande cavité péritonéale. M. Péan revendiquait encore pour sa méthode une plus grande facilité d'exécution et une gravité moindre.

La discussion, provoquée d'une façon assez vive par M. Segond au sein de la Société de Chirurgie, pendant les mois de février et mars derniers, fut portée en avril devant le Congrès, et continuée ultérieurement dans la presse, principalement par M. P. Reclus, dans la *Gazette hebdomadaire* (avril 1891), pour défendre l'hystérectomie, et par M. Pozzi dans la *Revue de Chirurgie* (août 1891), pour soutenir la laparotomie. Mais le débat s'est élargi, et, dès le Congrès de Chirurgie, il s'agit de savoir si l'on doit traiter, non seulement les suppurations, mais encore les autres altérations des annexes, par l'hystérectomie.

Passons en revue les principaux arguments des deux partis.

Les *laparotomistes* réclament en faveur de leur opération la précision qu'elle donne au diagnostic, souvent incertain avant qu'on ait ouvert l'abdomen ; l'incision peut, d'ailleurs, rester purement exploratrice, si une opération est impraticable ou si l'on a affaire à des lésions nulles ou insuffisantes pour motiver la castration : trompes et ovaires sains, œdème simple autour des annexes, brides péritonéales peu nombreuses, antérocèle adhésive (Doléris), surcharge graisseuse de l'intestin (Pozzi), toutes circonstances qui, avant l'opération, ont pu faire croire à des altérations

(1) *Bull. Méd.*, 9 Juillet 1890.

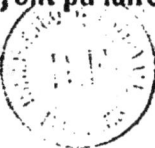

plus graves ; on peut alors refermer le ventre sans rien toucher, ou après s'être contenté de rompre les adhérences ou d'extirper des paquets graisseux. — Cette méthode est aussi, dans bien des cas, le moyen de s'assurer si, les lésions étant bi ou unila-térales, on doit ou non respecter les annexes d'un côté, ou même une portion d'un ovaire partiellement compromis ; cette déter-mination est, on le pense bien, fort importante pour la conser-vation possible des fonctions de reproduction.

De plus, dans les cas de pyosalpinx énucléables, la lapa-rotomie permet d'enlever complètement les poches purulentes, que l'hystérectomie se contente de drainer.

Dans les cas enfin où la suppuration est diffuse, où les orga-nes sont confondus dans une gangue épaisse de néomembranes entremêlées de foyers purulents si la laparotomie présente des difficultés et des insuccès, elle n'en offre pas (d'après M. Pozzi) plus que l'hystérectomie ; rien n'empêche, du reste, si on juge nécessaire une contre-ouverture vaginale, d'établir dans le cul-de-sac de Douglas un drain en T, à la manière de Martin.

De leur côté, les *hystérectomistes* se défendent de vouloir enlever la matrice dans les cas qui guérissent par les traitements simples de l'endométrite : applications antiseptiques, astringentes ou légèrement caustiques, curage et dilatation méthodique ; M. Péan admet encore la simple incision vaginale avec drainage pour les cas rares où une péritonite primitive est bien limitée aux culs-de-sac péritonéaux ; ses disciples accordent enfin avec lui la prééminence à la laparotomie quand on soupçonne l'unilatéra-lité des lésions. Mais, est-on certain qu'on ait affaire à des altérations bilatérales des annexes ? (1) L'hystérectomie préalable doit être pratiquée ; puis, qu'il s'agisse de lésions scléro-cystiques, catarrales ou purulentes, si les annexes sont facilement énucléa-bles, on les enlèvera par la même voie. Si cette énucléation est difficile, s'il y a des adhérences dont la multiplicité et la résis-tance fassent redouter soit la rupture de la poche, soit des déchi-rures du côté des intestins, de la vessie, des uretères ou des gros vaisseaux ; si l'on se trouve en présence d'un plastron épais d'adhérences, si les différents organes sont noyés dans une induration diffuse semée de poches purulentes, on se contentera

---

(1) On sait qu'on peut arriver à ce diagnostic, en s'aidant au besoin de l'anes-thésie, par la palpation bi-manuelle vagino abdominale, combinée ou non avec le toucher rectal et le cathétérisme de la vessie.

d'ouvrir toutes les collections liquides, et l'on obtiendra pour elles un drainage plus exact que par la voie abdominale, sans courir le danger d'infecter la partie saine du péritoine.

Il y a plus : suivant les mêmes opérateurs, lors même que les annexes malades sont incomplètement enlevées, les guérisons sont ordinairement plus parfaites par la castration utérine, parce que les souffrances des malades laparotomisées sont souvent entretenues par la présence d'un utérus, inutile d'ailleurs, dont les lésions peuvent persister (métrites, ménorragies), et donner lieu à des rechutes (kystes ou abcès du moignon des trompes, hydropisies séreuses du ligament large, etc.) ; au point que plusieurs malades, après une première laparotomie, ont dû en subir une seconde, ou se soumettre au curage, ou enfin se résigner à l'hystérectomie. Disons que, sur cette prétention de guérison plus parfaite, il faut peut-être en rabattre, car M. Peyrot vient de raconter à la Société de Chirurgie (11 nov.) deux cas où il a observé de l'induration secondaire au-dessus de la cicatrice vaginale, une fois avec empâtement de la fosse iliaque.

Enfin l'hystérectomie supprime la cicatrice abdominale, et celle-ci n'a pas toujours un simple intérêt cosmique : quoique solide et peu difforme si la suture est bien faite et qu'on ait eu recours à une petite incision (5 à 7 centimètres), elle peut (surtout si on a dû faire le drainage) laisser des éventrations et des hernies qui deviennent une infirmité et un danger.

Restent deux éléments sur lesquels il n'est pas aisé de prendre parti, bien qu'ils puissent être d'une importance capitale au débat : ce sont la difficulté opératoire et la mortalité.

Pour le premier point, les différences paraissent absolument personnelles : si l'on peut, avec de la dextérité, faire l'hystérectomie en vingt minutes dans les cas d'utérus mobile et facilement abaissable, quelques-uns de nos laparotomistes sont arrivés à exécuter leur opération dans le même temps, sutures comprises, quand il s'agit de lésions facilement énucléables. Mais, quand l'enchevêtrement des adhérences rend impossible la dissection complète des annexes ou des abcès dans la laparotomie, ou bien quand, pour extraire l'utérus par le vagin, il faut le morceler après l'avoir divisé en deux valves traversalement (Péan) ou d'avant en arrière (Quenu), deux heures peuvent de part et d'autre être exigées par ce travail. Cependant, à difficulté de dissection égale, l'opération qui n'exige pas de sutures paraît devoir être la plus courte.

Quant à la mortalité, il est difficile de l'apprécier comparativement, parce que l'hystérectomie est encore trop récente pour avoir de longues séries à opposer à la laparotomie, plus répandue jusqu'à l'année présente. Il nous manque malheureusement des données exactes sur la statistique qui serait sans doute la plus imposante, celle de M. Péan; mais il paraît très raisonnable de dire avec M. Bouilly que, *par les deux voies, on peut obtenir des résultats sensiblement pareils*, ainsi que l'indiquent les chiffres suivants :

Statistique Segond : 68 hystérectomies, 8 décès.

Statistique Bouilly : 75 laparotomies, 9 décès. (1)

Par malheur, tous les cas sont ici confondus ; or, les avantages diagnostics que donne la laparotomie sembleraient devoir la faire préférer dans les cas de lésions scléreuses, kystiques ou catarrhales, ainsi que dans les petites collections purulentes énucléables ; la mortalité est alors à peu près nulle par les deux méthodes. Mais, ce qui serait important, ce serait la comparaison de statistiques portant exclusivement sur des cas de suppurations graves et compliquées, circonstances pour lesquelles on a surtout vanté les avantages de l'hystérectomie.

Jusqu'à plus ample informé, en ce qui concerne la mortalité, il convient encore, croyons-nous, de se ranger aux conclusions reproduites ces jours derniers par M. Bouilly, à savoir qu'il vaut mieux n'utiliser l'hystérectomie que lorsque la laparotomie est impuissante à obvier aux accidents ; ce qui laisse à la première de ces opérations les indications suivantes :

« 1° Annexite ancienne, compliquée de poussées de pelvi-péritonite à répétition, avec adhérences nombreuses et brides ; confusion des organes entre eux et avec les organes voisins ; impossibilité de rien reconnaître au palper et au toucher, que des indurations disséminées et des épaississements solides ; production de fistules purulentes dans le rectum et la vessie ou à la peau ;

« 2° Suppuration aiguë ou chronique libre dans la cavité péritonéale du bassin, ayant ou non pour point de départ les annexes de l'utérus, mais ne formant plus ces poches isolées ou reconnaissables, que nous savons distinguer comme une trompe ou un ovaire suppurés. »

(1) Soc. de Chir., 11 Nov. 1891.

C'est une sage manière de mettre l'accord entre ceux qu'effraie le *gouffre vaginal* (Pozzi) ou l'*abîme abdominal* (Segond).

Mais, en dehors des résultats opératoires, il est un point de vue fonctionnel qui ne paraît pas approfondi : c'est l'influence de la castration tubo-ovarienne, de l'hystérectomie, ou des deux ensemble, sur la personnalité sexuelle de l'opérée.

D'après M. Péan, « il serait puéril, en présence de suppurations graves de l'utérus et de ses annexes, de se laisser arrêter par des considérations philosophiques sur la fonction de ces organes. » Sans doute, si la vie de la malade est menacée, il n'y a pas à marchander le sacrifice ; mais croyez-vous que, sortie de cette phase critique, votre opérée se résignera aisément à ne plus être une femme ? Ce que vous connaissez du cœur humain, — ou féminin, — vous donne-t-il la certitude qu'elle n'oubliera pas un jour le service rendu pour vous poursuivre de son ressentiment, vous qu'elle accusera de ne lui avoir conservé qu'une vie décolorée par les conséquences physiques et morales de la castration ?

A cet égard, nul ne discute l'importance qu'a la conservation des annexes d'un côté, quand elle est possible ; non seulement les penchants sexuels n'en sont pas diminués, mais encore la fécondation reste possible ; on le savait déjà pour les suites de l'ovariotomie, et nous en avions nous-même rapporté des exemples [1].

Mais il n'est pas sans intérêt de rechercher quelle influence aura, non seulement sur l'aptitude aux sensations voluptueuses, mais encore et surtout sur les facultés affectives et morales de la femme, l'ablation de l'utérus ou de ses annexes.

Les auteurs français sont peu explicites sur cette question ou la laissent timidement dans l'ombre. M. Routier nous dit : « Je n'ai rien noté de spécial sur les modifications des allures, de la voix, des seins, etc. Quant aux appétits sexuels, il ne semble pas que la privation des ovaires et des trompes apporte un grand changement » [2].

M. Segond parle ainsi des hystérectomisées : « J'ajouterai

(1) Leriche, *Observ. et Réflex. pratiques sur l'Ovariotomie*, 1891 ; O. Berthier, éditeur.

(2) *Congrès de Chir.*, 1891, p. 227.

que, pour nombre d'entre elles, l'appétence génitale est loin d'être éteinte, et que la conservation des bénéfices de leur cure n'est certes pas le fruit d'une rigoureuse abstinence ; il s'en faut de beaucoup, et, soit dit en passant, les malades dont je vous parle ne sont pas près de convenir que le fait d'avoir un ventre sans cicatrice soit un mince avantage. » Les deux tiers de ses opérées ont, avec leur matrice, perdu la totalité de leurs annexes ; d'autres les ont conservées en tout ou en partie ; il ne dit pas si, au point de vue qui nous occupe, il y a une différence entre les femmes des deux catégories (1).

Les étrangers ont accordé plus d'attention à ce détail de physiologie. M. Lawson Tait réfute d'abord l'opinion d'après laquelle la castration (qui empêche chez la jeune fille impubère le développement des attributs extérieurs de son sexe) amènerait chez la femme l'exagération de certains traits masculins et une vieillesse précoce. Puis il fait remarquer que, si l'ovulation produit le rut chez les femelles d'animaux, il n'en est pas de même chez la femme « qui permet l'accès du mâle en tout temps et n'a pas d'*œstrus* vénérien » ; au contraire, chez elle, la menstruation (qui coïncide avec l'ovulation) est l'époque où elle est le moins disposée à subir les approches de l'homme. On ne saurait donc induire, des effets produits sur les femelles d'animaux par l'ablation des ovaires, ce qui doit se passer chez la femme à la suite de cette opération, surtout quand la castration a eu lieu après la puberté. — De ses observations personnelles il conclut qu'après l'ablation des annexes, l'appétit sexuel, parfois suspendu, n'est ordinairement affaibli que d'une façon passagère ; comme, à l'occasion de la ménopause naturelle, on voit, chez la plupart des femmes, cet appétit diminuer et même disparaître à l'époque des troubles climatériques, pour revenir ensuite à la condition première lorsque le changement est accompli, ou même augmenter jusqu'à prendre des proportions grotesques » (2).

Ces appréciations pourraient bien être un peu trop optimistes : il s'agirait de savoir si, pour les femmes mariées notamment, les rapports sexuels sont véritablement repris de bon cœur (*with cheerfulness*, comme dit l'auteur) ou s'ils sont le fait d'une soumission qui tient plus de la volonté que de la sensation.

(1) Ibid, p. 221.
(2) *Congrès fr. de Chir.*, 1891, p. 161 et suiv., et *Medical Society of London*, Jan. 26th 1891.

En Allemagne, M. Glœvecke (1) a examiné séparément les conséquences anatomo-physiologiques, d'une part dans l'extirpation des ovaires avec conservation de l'utérus, d'autre part dans l'ablation de l'utérus sans les ovaires.

L'extirpation des ovaires entraine à la longue l'atrophie des organes génitaux restants, vagin et utérus, tandis que l'extirpation de l'utérus avec conservation des ovaires ne parait avoir aucune influence sur les parties épargnées de l'appareil sexuel. La menstruation, qui persiste, plus ou moins diminuée, dans 12 0/0 des cas où l'on a extrait seulement les ovaires et les trompes, est radicalement supprimée après toute hystérectomie avec conservation des ovaires. Néanmoins il parait que l'ovulation persiste intacte dans ce dernier cas, puisque M. Grammatikati (2) a trouvé sur les ovaires des vésicules de Graaf en voie d'évolution, des années après la mutilation de l'appareil génital. M. Glœvecke croit que cette fonction cesse normalement à la ménopause; mais il oublie que MM. de Sinéty et Malassez ont constaté l'ovulation bien au-delà, sur des femmes très avancées en âge; d'ailleurs, d'après M. Lawson Tait, l'apparition de la menstruation chez la femme tient, non pas précisément à l'ovulation, mais aux modifications de l'endométrium au moment de l'ovulation, et à la station verticale du corps humain.

Quoi qu'il en soit, l'ablation des ovaires, comme celle de la matrice, est suivie, pendant plus ou moins longtemps, du *molimen* cataménial aux dates des règles; ce sont les phénomènes généraux (bouffées de chaleur, étourdissements, etc.) qui dominent lorsqu'on a enlevé les ovaires; ce sont les troubles locaux, les douleurs dans le bas-ventre, qu'on observe surtout après l'ablation de la matrice; il y a même parfois alors, dans les périodes intercalaires, des souffrances dues à des lésions des ovaires.

L'oophorectomie amène, dans la majorité des cas, une diminution et parfois même une abolition complète de l'appétit génital; la perte de l'utérus, au contraire, ne parait avoir aucune influence sur les désirs sexuels. Cependant les sensations voluptueuses ont paru émoussées dans quelques-uns de ces derniers cas, et cette atténuation a pu aller même jusqu'à l'abolition com-

(1) *Arch. fur Gyn.*, 1889, et *Ann. de Gynécol. et d'Obst.*, Juillet 1891, p. 66.
(2) *Vratch*, 1888 et 1891, et *Ann. de Gynécol. et d'Obst.*, 1891, p. 67.

plète ; mais cela paraissait alors tenir à des causes particulières, telles que la récidive du mal ou l'âge avancé des sujets.

Gloevecke conclut nettement que la castration porte à l'organisme de la femme une atteinte beaucoup plus profonde que l'hystérectomie.

Que dire maintenant des troubles de sensibilité générale, des désordres psychiques, dans leurs rapports avec l'une ou l'autre opération ?

M. Thomas Keith a soutenu que l'hystérectomie engendrait la folie dans 10 cas sur 100. M. Lawson Tait regarde cette assertion comme très exagérée ; il n'y a eu, dit-il, parmi ses opérées, qu'une seule femme qu'il ait fallu conduire dans une maison de santé ; encore le trouble mental était-il antérieur à l'opération. Pour lui, il y a parfois un dérangement psychique passager, coïncidant toujours avec la perte des appétits sexuels ; mais le plus généralement ce trouble transitoire dure de six mois à trois ans, après quoi la patiente revient à son état normal.

Comme le fait remarquer, d'ailleurs, M. Lawson Tait, la folie peut suivre n'importe quelle opération chirurgicale, même la simple administration d'un anesthésique ; mais ces cas, ordinairement de courte durée, sont fort rares, tandis qu'il n'est rien de plus fréquent et parfois de plus tenace que la mélancolie engendrée par une affection utérine, ou les accidents hystériformes survenant à l'occasion d'une lésion des annexes. On sait, en outre, combien de femmes sont conduites à chercher, dans le morphinisme ou l'alcoolisme, l'oubli des souffrances occasionnées par des altérations des organes pelviens ; en supprimant la cause première de leurs maux, on a donc beaucoup de chances pour rétablir leur équilibre psychique. C'est ce que confirment la plupart des observations, et M. Pozzi lui-même admet l'indication de supprimer complètement les organes génitaux internes au moyen de l'hystérectomie vaginale, dans les cas graves d'oophoralgie, dans ceux d'oophoro-épilepsie et d'oophoromanie.

Il est vrai qu'après toutes les opérations d'exérèse sur l'utérus et ses annexes, le traumatisme ou les produits plastiques de cicatrisation peuvent laisser dans le ventre une sensibilité locale comparable à celle qu'on observe dans les membres après les amputations, et qui peut durer de quelques mois à plusieurs années ; or, cette sensibilité rend le caractère maussade, les idées sombres ; l'anémie enfin, résultant, soit des grandes opérations, soit des lésions qui les ont nécessitées, est encore une cause de dépression morale pendant les premiers temps; mais tous les observateurs s'accordent à dire que les opérées reprennent en général plus ou moins rapidement de la fraîcheur et de l'embonpoint, et qu'en même temps leur état moral, leur caractère s'améliore.

Et ne pouvons-nous ici — pour rattacher ce travail aux préoccupations spéciales de notre Société de Climatologie — rappeler quelle puissante action possède, pour la régénération de l'organisme anémié, le climat de nos plages hivernales ? Le soleil, l'air de la mer et des montagnes, voilà, à coup sûr, pour les mois d'hiver, un complément salutaire à ces cures si longues d'accidents utérins ou pelviens, à la convalescence de ces opérations si délicates, à la restauration de ces intelligences parfois si rudement éprouvées par le choc de la souffrance.

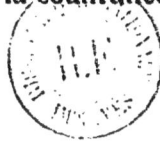

48

www.ingramcontent.com/pod-product-compliance
Lightning Source LLC
Chambersburg PA
CBHW060525200326
41520CB00017B/5128